Hipnosis para la pérdida rápida de peso para las mujeres

Descubre los mejores remedios para que las mujeres pierdan peso rápidamente. Autohipnosis, meditación y afirmaciones para quemar grasa, aumentar la explosión de calorías y detener los antojos de azúcar

Estrella De Alba

CONTENIDO

Introducción

Gracias por adquirir este libro. La pérdida de peso puede ser la razón más común por la que las personas utilizan la autohipnosis en términos de salud y actividades físicas. Sin embargo, esto es solo una parte. La autohipnosis puede brindarle mucho más para mejorar este aspecto de su vida. Funciona de la misma manera cuando entrenas.

La mayoría de las personas tienden a abandonar su programa de ejercicios debido al agotamiento que creen que no pueden manejar. Pero a través de la autohipnosis, podrás decirte a ti mismo que la fatiga es menor y así te permite terminar toda la rutina. Buena suerte.

Capítulo 1 - Cambiar la mentalidad

Por qué no funciona un enfoque rígido y agresivo

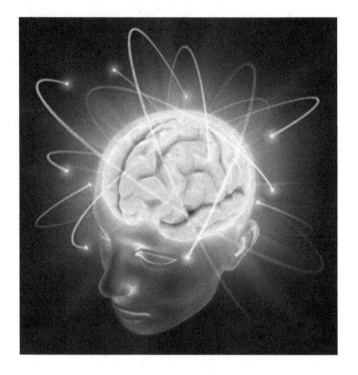

Cuando se trata de hacer cualquier tipo de cambio en la vida, el enfoque que adoptes hará que tengas éxito o no. Si eliges una estrategia que no funciona bien con tu personalidad específica, la probabilidad de que se produzca una recaída será extremadamente alta.

Vamos a discutir los inconvenientes de abordar el cambio con un enfoque agresivo y rígido.

Adoptar un enfoque centrado en la perfección hace que te sientas deprimido y como un fracaso la mayor parte del tiempo. Como esto hace que te des cuenta de que no eres perfecto en lugar de centrarte en las partes correctas, el progreso que has hecho siempre te hará sentir que no estás haciendo lo suficiente o que no has progresado lo suficiente. Como nunca alcanzarás la perfección, ya que esto es imposible para cualquier persona, nunca sentirás satisfacción ni te permitirás celebrar tus logros. Debes reconocer que será algo complicado, pero que lo harás de todos modos. Si te obligas a cambiar como un sargento instructor y con una mentalidad agresiva, acabarás machacándote cada día por algo. Forzarte a ti mismo no te llevará a un cambio duradero, ya que acabarás harto de todas las reglas que te has puesto a ti mismo, y simplemente querrás abandonar toda la misión. Si abordas el cambio con rigidez, no te darás tiempo para mirar hacia atrás y celebrar tus logros, para tomar una sabrosa comida que sea buena para tu alma de vez en cuando, y puede que te salgas de tu plan de una forma más extrema que antes. Puede que acabes dándote un atracón de una semana y cayendo en hábitos peores que los que tenías antes.

Tu mentalidad juega un papel muy importante en tu éxito cuando se trata de cambiar. La forma en que vea su viaje lo hará o lo romperá y determinará si su cambio es duradero o fugaz, y si se compromete o no a hacer los cambios en su vida. Si bien es necesario esforzarse para hacer algo difícil, la clave está en saber cuándo hay que aflojar un poco y cuándo hay que esforzarse más. Reconocer y responder a esto es mucho más útil que poner la nariz en la piedra de afilar todos los días y acabar quemado, cansado y sin más fuerza de voluntad.

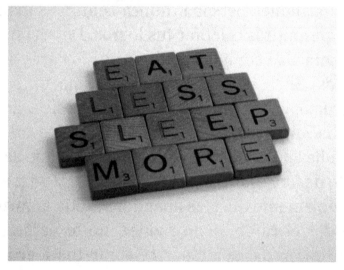

Al continuar con este desafiante viaje que supone un cambio de estilo de vida, debes darte un respiro de vez en cuando. Piensa que es como correr una maratón, y que tienes que hacerlo despacio y con un propósito, con una estrategia en mente.

Si corrieras en una maratón a toda velocidad y te negaras a reducir la velocidad o a mirar hacia atrás en absoluto, perderías la energía, la resistencia y la motivación en muy poco tiempo y te volverías o te saldrías del camino sintiéndote derrotado y como si hubieras fracasado. Si observamos este ejemplo, podemos ver que esta persona no ha fracasado. Simplemente abordó el maratón con una estrategia equivocada y que habría sido completamente capaz de terminar ese maratón si se hubiera tomado su tiempo, hubiera seguido un plan y hubiera bajado el ritmo de vez en cuando, para recuperar sus fuerzas. Incluso si hubieran caminado el maratón lentamente durante horas y horas, al final, habrían conseguido cruzar la línea de meta. Probablemente también lo harían sintiéndose orgullosos, realizados y como una persona nueva. Así es como queremos ver este viaje o cualquier viaje de superación personal. Aunque solo des un pequeño paso cada día, estás dando un paso hacia tu objetivo, y eso es lo más importante.

La trampa de la privación

Hay un término cuando se trata de hacer dieta que se llama La Trampa de la Privación. La trampa de la privación es algo que puede ocurrir cuando se aborda la dieta con una mentalidad estricta. Lo que esto significa es que te quedas atrapado en un tipo de trampa de pensamiento dentro de tu mente. En este tipo de pensamiento, te enfocas en lo que no puedes tener y en lo que te estás restringiendo. Te concentras en todo lo que no puedes tener y te resientes por el hecho de que no puedes comer lo que quieres. Al cabo de un tiempo, como te centras tan intensamente en lo que no puedes comer y en el hecho de que no puedes hacerlo, decides que vas a comerlo de todas formas, o solo un poco, por un sentimiento de rabia y derecho. Lo siguiente que sabes es que te has dado un atracón y, después de restringirte por completo durante algún tiempo, lo has deshecho en una sola sesión. Entonces empezarás a sentirte mal contigo mismo y con lo que has hecho, y empezarás a sentir que necesitas castigarte. Así puede comenzar el ciclo de privaciones.

Además, es bastante difícil evitar esto cuando se está tratando de hacer un cambio mediante la privación. Es bastante raro que una persona, por muy fuerte que sea su fuerza de voluntad, sea capaz de privarse de algo sin dejar de hacerlo en última instancia.

Una privación repentina y estricta no es natural para nuestro cerebro y nos dejará confundidos y frustrados.

Cómo superar la trampa de la privación

Para evitar la trampa de la privación o superarla si ya te encuentras en ella, hay cosas que podemos hacer y enfoques que podemos adoptar que nos prepararán mejor para el éxito.

Para evitar esta trampa, lo primero que debemos hacer es evitar la privación total de algo. En lugar de privarnos de algo en última instancia, trataremos de hacer mejores elecciones, una comida o un tentempié cada vez. Centrarnos en pequeñas partes de nuestro día o secciones inferiores de nuestra vida nos ayudará a motivarnos. Esto se debe a que mirar el resto de nuestra vida y pensar que nunca podremos volver a tener algo seguro es un pensamiento bastante abrumador, especialmente si se trata de algo que disfrutamos. Por lo tanto, debemos mirarlo como "hoy haré una mejor elección para mi almuerzo", y entonces solo tendrás que centrarte en el almuerzo, no en todo el resto de tu vida.

Estrategias para la mente

Como todos sabemos y leemos en algunos sitios web sobre la pérdida de peso, la mejor manera de hacer algo así es facilitar el cambio de estilo de vida debido a la forma en que funciona nuestra mente. No nos gusta mirar hacia adelante en nuestra vida y sentir que no vamos a tener ningún control sobre lo que vamos a hacer con ella. Si elegimos secciones más pequeñas para dividirlas, podemos estar más presentes en cada momento, lo que facilita la toma de decisiones saludables. Al hacerlo, todas estas pequeñas secciones se convierten en semanas, meses y, finalmente, años de opciones saludables. Finalmente, hemos pasado un año sin recurrir a los dulces en un momento de tristeza y solo los elegimos cuando conscientemente nos damos un capricho.

Otra estrategia que podemos utilizar para nuestra mente es recompensarse a sí mismo en los hitos a lo largo de su viaje. A la semana puedes recompensarte con una noche de cita en un restaurante, o al mes puedes visitar la nueva panadería de la calle. Esto no solo te ayuda a mantenerte motivado porque te permites algunas de las alegrías que te gustan, sino que también te mantiene motivado porque te permites mirar hacia atrás para ver lo lejos que has llegado y sentirte bien con tu progreso. Permitirse celebrar va de la mano con esto también.

Cuando haces la elección correcta o planeas lo que vas a pedir en un restaurante antes de llegar allí, permitirte sentirte feliz y orgulloso es muy importante. Al hacer esto, te estás mostrando a ti mismo que has hecho algo grande, que eres capaz de hacer cambios, y que te permitirás sentirte bien por estos avances positivos que has hecho en lugar de mirar siempre al siguiente. Si ignoraras esto y tuvieras la mentalidad de que nada es suficientemente bueno, acabarías sintiéndote quemado y totalmente desanimado por la duración del proceso. Piensa de nuevo en la analogía del maratón, y esto es lo que puede ocurrir si no nos damos tiempo para sentirnos orgullosos y realizados por las pequeñas victorias en el camino.

Otra estrategia para la mente es evitar castigarse por caerse del vagón. Esto puede ocurrir a veces. Sin embargo, lo que tenemos que hacer es centrarnos no en el hecho de que haya ocurrido, sino en cómo vamos a afrontarlo y reaccionar ante él. Hay una variedad de reacciones que una persona puede tener ante esto. A continuación examinaremos las posibles respuestas y los pros y los contras:

Una de ellas es que sientan que su progreso se ha arruinado y que es mejor empezar de nuevo, por lo que vuelven a las andadas y puede que no vuelvan a intentarlo durante algún tiempo.

Esto podría ocurrir muchas veces, ya que cada vez se caerá y entonces decidirá que también podría abandonar esta vez y volver a intentarlo, pero cada vez termina igual.

En segundo lugar, la persona podría abandonar su plan de dieta y decirse a sí misma que este día es una pérdida de tiempo y que volverá a empezar al día siguiente. El problema con este método es que continuar el resto del día como lo habría hecho antes de decidir hacer un cambio hará que el día siguiente sea como empezar de nuevo, y será difícil volver a empezar. Es posible que puedan volver a empezar al día siguiente, y podría estar bien, pero deben ser capaces de motivarse a sí mismos si quieren hacerlo. Saber que se han caído hace que se sientan desanimados y que piensen que no pueden hacerlo, por lo que empezar de nuevo al día siguiente es significativo.

Y entonces deciden que lo retomarán a la semana siguiente. Esto será aún más difícil que empezar de nuevo al día siguiente, ya que varios días comiendo lo que les gusta harán muy difícil volver a tomar las decisiones saludables todavía después.

Cuatro, después de comer algo que desearían no haber comido, y que no era una elección saludable, decidirán no comer nada durante el resto del día para no ingerir demasiadas calorías o demasiado azúcar, y decidirán que al día siguiente empezarán de nuevo. Esto es muy difícil para el cuerpo, ya que vas a estar bastante hambriento para cuando llegue la hora de acostarte. En lugar de perdonarte a ti mismo, te estás castigando, y te resultará muy difícil no buscar patatas fritas a última hora de la noche, cuando te sientas hambriento y deprimido.

Capítulo 2 - ¿Por qué es difícil perder peso?

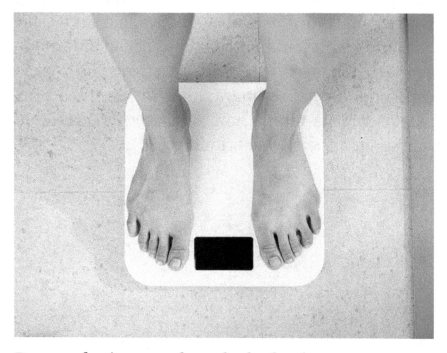

Para cualquiera que haya luchado alguna vez contra el peso, la vida puede parecer una batalla cuesta arriba. Puede ser francamente devastador ver lo difícil que puede ser cambiar las cosas y perder peso.

El hecho es que perder peso no tiene por qué ser una batalla cuesta arriba. Para ello es necesario que entiendas mejor por qué se produce esta lucha y qué puedes hacer para ayudarte a tener una oportunidad de luchar.

Hay factores fisiológicos que afectan a su capacidad para perder peso. También hay causas psicológicas, emocionales e incluso espirituales que afectan a la capacidad general de tu cuerpo para ayudarte a perder peso y alcanzar tus niveles de peso ideales.

Los culpables más evidentes

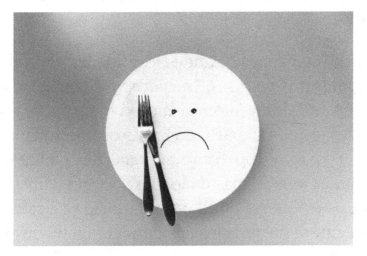

Los culpables obvios que te están frenando son la dieta, la falta de ejercicio y una combinación de ambos.

En primer lugar, tu dieta juega un papel crucial en tu salud y bienestar general. Cuando se trata de controlar el peso, la dieta tiene todo que ver con su capacidad para mantenerse en forma y evitar el peso no deseado.

Cuando se trata de la dieta, no estamos hablando de keto, vegano, o Atkins; estamos hablando de los alimentos comunes que consumes y las cantidades que tienes de cada uno, por lo que la dieta es uno de los culpables obvios. Si tienes una dieta alta en grasa, alta en sodio y alta en azúcar, puedes estar seguro de que tu cuerpo terminará ganando peso a un ritmo rápido.

Cuando consumes grandes cantidades de azúcar, carbohidratos y grasas, tu cuerpo los transforma en glucosa que almacena en el cuerpo en forma de grasa. Por supuesto, una parte de la glucosa producida por el cuerpo se utiliza como energía. Sin embargo, si consumes mucho más de lo que necesitas, tu cuerpo no va a deshacerse de ella; tu cuerpo la va a retener y se asegurará de almacenarla para un día lluvioso.

Aquí hay otro aspecto vital a tener en cuenta: los alimentos dulces y salados, esos que tanto nos gustan, desencadenan las "hormonas de la felicidad" en el cerebro, concretamente la dopamina. La dopamina es una hormona que el cuerpo libera cuando se "siente bien". Y la comida es una de las mejores formas de desencadenarla, por lo que de alguna manera te sientes mejor después de comer tus platos favoritos.

También explica la razón por la que recurrimos a la comida cuando no nos sentimos bien, lo que se denomina "comida reconfortante", y es uno de los mecanismos de afrontamiento más populares empleados por la gente en todo el mundo.

Este subidón de dopamina hace que la persona se vuelva adicta a la comida. Como ocurre con cualquier adicción, llega un momento en el que se necesita obtener más y más de esa misma sustancia para satisfacer las necesidades del cuerpo.

Como consecuencia de la dieta, la falta de ejercicio regular puede hacer mella en su capacidad para perder peso y mantener un equilibrio saludable. Lo que hace el ejercicio regular es aumentar las necesidades calóricas generales de tu cuerpo. De este modo, tu metabolismo necesita convertir las grasas a un ritmo más elevado para mantener la demanda energética de tu cuerpo.

A medida que aumentan las necesidades energéticas del cuerpo, es decir, a medida que tu régimen de ejercicio se vuelve más y más intenso, te darás cuenta de que necesitarás mayores cantidades tanto de oxígeno como de glucosa, que es una de las razones por las que te sientes más hambriento cuando aumentas tus entrenamientos.

Sin embargo, el aumento de la ingesta de calorías no consiste únicamente en consumir más y más calorías por consumir más y más calorías; también es necesario consumir una cantidad igual de proteínas, carbohidratos, grasas y vitaminas para que tu cuerpo construya los elementos necesarios que formarán los músculos, fomentarán el movimiento y proporcionarán una oxigenación adecuada en la sangre. Además, los nutrientes son necesarios para que el cuerpo se recupere. Uno de los subproductos del ejercicio se llama "ácido láctico". El ácido láctico se acumula en los músculos a medida que se cansan más y más. El ácido láctico indica al cuerpo que ha llegado el momento de dejar de hacer ejercicio o de arriesgarse a lesionarse si se continúa. Sin el ácido láctico, el cuerpo no tendría forma de saber cuándo los músculos han sobrepasado su capacidad.

Una vez finalizado el entrenamiento, el cuerpo necesita deshacerse de la acumulación de ácido láctico. Por lo tanto, si no tienes suficientes minerales en tu cuerpo, por ejemplo, potasio, tus músculos te dolerán durante días hasta que tu cuerpo sea capaz de deshacerse de la acumulación de ácido láctico. Este ejemplo demuestra que la nutrición adecuada es necesaria para ayudar al cuerpo a moverse y también a recuperarse una vez que ha terminado de hacer ejercicio.

Como resultado, la falta de ejercicio reconfigura el metabolismo de su cuerpo para trabajar a un ritmo más lento. Esto significa que necesitas consumir menos calorías para alimentar tu cuerpo por la falta de ejercicio. Por lo tanto, si terminas gastando más de lo que necesitas, tu cuerpo simplemente lo guardará para un día lluvioso. Simple y llanamente.

Los culpables furtivos

Los culpables furtivos son los que no son tan evidentes a la hora de hacer que ganes peso o tengas problemas para perderlo. Estos culpables se esconden bajo la superficie pero son muy útiles cuando se trata de mantener el sobrepeso. El primer culpable que vamos a ver se llama "estrés".

El estrés es una fuerza potente. Desde una perspectiva evolutiva, existe como medio para alimentar la respuesta de huir o luchar. El estrés es la respuesta humana al peligro. Cuando una persona percibe el peligro, el cuerpo comienza a segregar una hormona llamada "cortisol". Cuando el cortisol empieza a correr por el cuerpo, indica a todo el sistema que se prepare para un posible enfrentamiento. Dependiendo de la situación, puede ser mejor salir corriendo y vivir para luchar otro día.

En nuestro estilo de vida moderno, el estrés no es tanto una respuesta a situaciones de vida o muerte (aunque ciertamente puede serlo). En cambio, es la respuesta a casos que la mente considera "conflictivos". Puede tratarse de un enfrentamiento con un compañero de trabajo, de un atasco o de cualquier otro tipo de situación en la que una persona se sienta vulnerable de algún modo.

A lo largo de nuestra vida, nos sometemos a innumerables interacciones en las que debemos lidiar con el estrés. En términos generales, los sentimientos de alerta disminuyen cuando la amenaza percibida desaparece. Sin embargo, cuando una persona está expuesta a periodos prolongados de estrés, pueden producirse numerosos cambios.

Uno de estos cambios es la sobreexposición al cortisol. Cuando hay demasiado cortisol en el cuerpo, la respuesta general del organismo es acumular calorías, aumentar la producción de otras hormonas como la adrenalina y poner en marcha el sistema inmunitario.

Esta respuesta del cuerpo es similar a la respuesta de pánico que el cuerpo asumiría ante períodos prolongados de hambre o ayuno. Como resultado, el cuerpo necesita entrar en modo de supervivencia.

Hay que tener en cuenta que el cuerpo no sabe si le persigue un oso, si se enfrenta a un desastre natural o si simplemente tiene un mal día en la oficina. Independientemente de las circunstancias, el cuerpo se enfrenta a la necesidad de asegurar su supervivencia. Por eso, todo lo que come va directamente a las reservas de grasa.

Además, la situación de estrés de una persona hace que busque consuelo y solaz. Hay varios medios para conseguirlo. La comida es uno de ellos. También lo es el consumo de alcohol. Estos dos tipos de placeres conllevan un uso importante de calorías. Una vez más, cuando el cuerpo está en marcha, almacena muchas calorías y las mantiene en reserva.

Esto es lo que hace que se gane peso cuando se está estresado.

Otro de los culpables furtivos es la privación del sueño. En pocas palabras, la privación del sueño es dormir menos de las 8 horas recomendadas que todos los adultos deberían dormir. En el caso de los niños, la cantidad de sueño recomendada puede ser de 8 a 12 horas, dependiendo de su edad.

Es cierto que algunos adultos pueden funcionar perfectamente con menos de 8 horas de sueño. Algunas personas pueden funcionar perfectamente con 6 horas de sueño, mientras que hay personas que se destrozan cuando no duermen ocho o incluso más horas. Esto es diferente para cada persona, ya que cada individuo es diferente en este sentido.

Dicho esto, la privación del sueño puede desencadenar cantidades masivas de cortisol. Esto, alimentado por la exposición continua al estrés, lleva al cuerpo a profundizar aún más su modo de pánico. Cuando esto ocurre, puede estar seguro de que lograr un equilibrio saludable entre el bienestar emocional y la salud física puede ser casi imposible de alcanzar.

Ahora bien, la mejor manera de superar la falta de sueño es dormir. Pero eso es más fácil de decir que de hacer. Una de las mejores maneras de volver a la pista hasta cierto punto es dormir lo suficiente cuando se puede.

El último culpable furtivo de nuestra lista es la angustia emocional. La angustia emocional puede ocurrir como resultado de cualquier número de factores. Por ejemplo, la pérdida de un ser querido, una mudanza estresante, un divorcio o la pérdida de un trabajo pueden contribuir a generar grandes cantidades de angustia emocional. Si bien todas las situaciones mencionadas anteriormente comienzan como una situación estresante, pueden agravarse y dar lugar a graves problemas psicológicos. Con el tiempo, estos problemas emocionales pueden convertirse en temas más profundos, como el trastorno de ansiedad general o la depresión. Los estudios han demostrado que los períodos prolongados de estrés pueden conducir a la depresión y a una condición conocida como Depresión Mayor.

El tratamiento más común para la ansiedad y la depresión es el uso de un antidepresivo. Y adivina qué: uno de los efectos secundarios asociados a los antidepresivos es el peso. La razón de esto es que los antidepresivos alteran la química del cerebro de tal manera que modifican el procesamiento cerebral de las sustancias químicas mediante la supresión del transporte de serotonina. Esto hace que el cerebro reajuste su química general. Por lo tanto, es posible que el cuerpo no pueda procesar los alimentos de la misma manera. En general, es común ver a la gente ganar hasta 10 libras como resultado de tomar antidepresivos.

Como puedes ver, el aumento de peso no es el resultado de la "pereza" o de ser "indisciplinado". Claro, puede que tengas que limpiar un poco tu dieta y hacer más ejercicio. Pero las causas que hemos esbozado aquí deberían proporcionarle suficiente material para ver que hay causas menos obvias que están impidiendo que el suyo alcance su peso ideal. Por eso, la meditación desempeña un papel tan importante para ayudarte a lidiar con el estrés y las luchas emocionales, a la vez que te ayuda a encontrar un equilibrio entre tu bienestar mental y físico general.

En última instancia, las estrategias y técnicas que describiremos aquí te proporcionarán las herramientas que te ayudarán a encontrar ese equilibrio y, finalmente, te llevarán a encontrar la forma más eficaz de enfrentarte a los rigores de tu día a día mientras eres capaz de sacar el máximo partido a tus esfuerzos por llevar una vida más saludable. Tienes todo lo que necesitas para hacerlo. Así que vamos a descubrir cómo puedes conseguirlo.

Capítulo 3 - Por qué debes dejar de comer emocionalmente

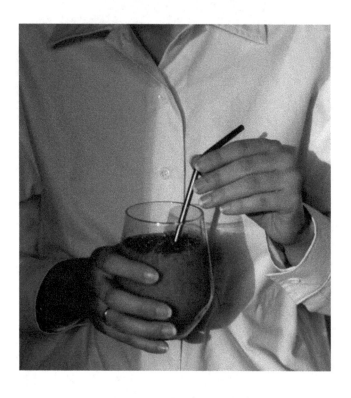

La mayoría de nosotros no sabemos que somos comedores emocionales, o no creemos que sea tan grave. Para algunos de nosotros, no conlleva sentimientos de vergüenza o aumento de peso. Algunos podemos consolarnos y pensar que no es para tanto, pero no lo es.

Para otros, la alimentación emocional es un desequilibrio, algo que puede dominar nuestra vida cotidiana. Puede parecer que se trata de antojos o hambre abrumadora, pero no es más que la sensación de que nos sentimos hambrientos, indefensos y que aumenta nuestro peso.

La comida reconfortante nos da un placer inmediato y nos quita la sensación. La digestión y la sensación requieren mucho tiempo, y el cuerpo no puede hacerlo. La comida de confort nos ayuda a suprimir el dolor porque inundamos nuestro tracto digestivo con residuos venenosos.

Cuando nos sentimos ansiosos, sentir un gran agujero vacío en nuestro interior como si tuviéramos hambre puede ser natural. En lugar de enfrentarnos a lo que esto significa -es decir, a nuestras emociones-, lo rellenamos. En la cultura, parece que tenemos tanto miedo a sentir que ni siquiera sabemos que estamos huyendo de nuestros sentimientos la mayor parte del tiempo.

Si no nos permitimos reaccionar, lo reprimiremos. Te sentirás agotado hasta que empieces a permitirte sentir los pensamientos o sentimientos que surgen y evites reprimirlos. Esto se debe a que el cuerpo libera las emociones reprimidas del pasado, y puede golpearte con fuerza.

Por eso puede ser difícil dejar de comer emocionalmente, ya que hay que vencer el "susto" inicial para seguir adelante y empezar a aprender a aceptar las emociones por lo que son. Estar presente, permitiendo que un sentimiento nos inunde es maravilloso y debe ser apreciado.

Cuanto más te permitas estar en el momento presente y sentir, menos sentimientos te invadirán y menos te aterrarás. La fuerza de la emoción también disminuye. Te harás más fuerte mental y físicamente. Cuando esté fuera de tu estómago, te sentirás mucho mejor que si lo sustituyes por comida.

Llegar a este punto no es rápido. Algunas personas pueden dividir su alimentación emocional nutriendo mejor sus cuerpos para deshacerse de los antojos físicos y apoyando a otros cuando se sienten ansiosos o emocionales. ùPara dejar de comer por motivos emocionales, debes ser consciente de cómo y por qué comes, y tomarte un día para considerar lo que te hace feliz. Muchas personas ni siquiera entienden el hambre real.

Cuando comes mentalmente, ¿puedes detenerte?

¿Podrías sentarte y dejar que la emoción te invada en lugar de comer, darte tiempo para sentirla y transferirla? ¿O podrías hablar con alguien sobre cómo te sientes?

No te hagas daño.

Comer emocionalmente suele ser algo que se hace desde una edad temprana, porque forma parte de tu estructura. Es un hábito practicado, por lo que has aprendido a lidiar con el entorno.

Lleva tiempo deshacer algo tan arraigado en ti, así que si te encuentras comiendo por culpa, si metes la pata, aprende de ello, sigue adelante. Reconocerlo es el primer paso. Si sabes que comes con seguridad, puedes conquistarlo.

Llevar un diario también te ayudará a reconocer los hábitos alimentarios. Anota antes, durante y después de una comida. Lo que ha provocado la comida ha sido el hambre real.

Para aprender a evitar la alimentación emocional, puedo ayudarte. Durante años, sufrí una epidemia de alimentación emocional, a veces llegando a un maratón de atracones diarios. Nunca entendí realmente qué causaba estos arrebatos alimenticios, todo lo que sabía era que empezaba a comer y no paraba hasta que la comida se acababa, o hasta que alguien cercano me veía.

La situación se agravó y mi peso empezó a aumentar. Cualquier dieta que hiciera fracasaba al instante, y mi autoestima llegó a su punto más bajo.

Se creía que las causas de mi alimentación estaban relacionadas con el estrés laboral, pero hay muchas otras que pueden influir. Las relaciones, la depresión, las dificultades financieras y muchas otras pueden consumir fácilmente la secuencia de atracones.

Cuando empecé a intentar averiguar cómo evitar la alimentación emocional, no sabía por dónde empezar. Al igual que tú, me conecté a Internet y empecé a investigar. Me pasé todo el día leyendo, digiriendo y recopilando conocimientos sobre la cura emocional, y luego, alrededor de las 3 de la madrugada, encontré a mi salvador esa mañana.

¿Y cómo se puede evitar el comer emocional?

La respuesta es muy fácil. El truco consiste en identificar la verdadera raíz de los problemas y abordar esas causas. Puede que pienses que se trata de problemas de tensión o de trabajo. Sin embargo, los trastornos alimentarios mentales son mucho más profundos que en la superficie. Siguiendo la raíz, una causa puede tratar rápidamente estos síntomas y curar con seguridad tus atracones.

La alimentación mental satisface tu apetito mental. No se trata de tu cocina, sino que el problema está en tu cabeza. ¿Cuáles son las estrategias más poderosas para desafiar la alimentación emocional?

Anota tus antojos de comida para relajarte.

Distraerse no significa ser perezoso en esta situación. No es como enviar un mensaje de texto mientras conduces, o estás fuera de control. Cuando te escondes de tus antojos de comida, significa que estás dirigiendo tu atención a otra cosa. Es más intencionado.

Haz algo o concéntrate en otra acción o evento. Siempre que tengas ganas de atiborrarte de comida, prueba a coger un papel y hacer una lista de cinco elementos de cinco categorías de algo como los nombres de cinco personas siempre que te sientas molesto, enfadado o deprimido.

Quizás debas mencionar cinco formas de relajarte. Si quieres calmarte, ¿cuáles son tus cinco lugares?

Cuando esté ansioso, ¿qué cinco frases para sentirse bien puede decirse a sí mismo? ¿Qué tal cinco cosas para dejar de comer?

Colócalas en tu nevera o en el armario de la cocina después de terminar esta lista. La próxima vez que te sientas abrumado por tus antojos persuasivos de comida, revisa tu lista y haz una de las 25 cosas que allí se sugieren.

Prepárate con antelación para futuros problemas emocionales.

Durante el fin de semana, coge un papel y un lápiz y haz un mapa de tus tareas en los próximos días. Tu mapa revela las salidas previstas y los posibles desvíos. Elige una imagen que te consuma emocionalmente.

Coloca el icono sobre un acontecimiento o actividad que pueda provocar tus antojos de comida, como una comida temprana con tus suegros. Prepárate con antelación para ese caso. Busca el menú del restaurante en Internet para pedir algo delicioso y nutritivo.

Deja de lado las preocupaciones.

Siempre que estés ansioso, respirar profundamente te ayudará. Otra cosa para desintoxicarse del estrés es hacer un truco visual. Respira profundamente e imagina una escobilla de goma (ese trozo de tela que usas para limpiar la ventana o el parabrisas) cerca de tus ojos. Exhala lentamente e imagina la escobilla de goma limpiando el interior. Borra todas tus preocupaciones. Hazlo tres veces.

Háblate a ti mismo como si fueras de la realeza. La autocrítica suele ser emocional.

Las palabras tóxicas que te dices a ti mismo, como "soy un perdedor" o "parece que nunca puedo hacer nada bien", te obligan a dirigirte a lo más cercano. No te dejes engañar por estas afirmaciones, aunque sean breves.

Estos sentimientos, como la lluvia ácida, erosionan lentamente tu bienestar. La próxima vez que te sorprendas diciéndote a ti mismo estas cosas negativas, supéralas pasando a una perspectiva en tercera persona.

Si piensas "soy un desastre", dite entonces que "Janice es un desastre, pero Janice hará lo que sea necesario para hacer las cosas y ser feliz".

Este enfoque te sacará del bucle de autoconversión negativa y te dará algo de perspectiva. Levántate y sé positivo y ten la fuerza y evita comer emocionalmente.

El exceso de comida todavía no se tiene suficientemente en cuenta. Siempre se ve como un problema poco serio del que hay que reírse.

Esta es una visión incorrecta, ya que es una condición horrible que necesita tratamiento urgente. Lo positivo es que tomes medidas que te ayuden a evitar el comer emocional para siempre. Lo sé porque yo mismo lo hice.

Paso1-Reconocer los desencadenantes

Para cada persona, la alimentación emocional se desencadena de forma diferente. Algunas personas tienen antojos cuando están estresadas, otras cuando están deprimidas o aburridas. Tienes que intentar averiguar las causas emocionales. Cuando sepas cuáles son, podrás avisar con antelación cuando te vengan las ganas de comer.

Paso 2-Eliminar la tentación

Una cosa que la mayoría de la gente no se da cuenta sobre la alimentación emocional es que el deseo siempre es por un alimento específico. Siempre es el helado o el caramelo para los niños. Sigue siendo la pizza para los chicos.

Cuando no puedas cumplir con esta atracción, no te molestará. Salva tu casa de todas estas tentaciones.

Desecha cualquier local de reparto de pizza cercano. De nuevo, conoces a tus tentadores, así que deshazte de ellos y haz que comer en exceso sea difícil.

Paso 3-Romper el contacto

El antojo es instantáneo y urgente. ¡Te alimentas AHORA MISMO! Para frenar esto, debes romper este vínculo inmediato tomándote un tiempo entre los deseos y la comida.

Llama a un amigo Cuenta hasta 60

Escribe lo que te apetece

Haz algunos ejercicios sal a caminar

Dúchate

Lo que puedes hacer para que se te quiten las ganas de comer es preguntarte.

Sigue estos tres pasos y pronto te los tomarás mejor y conquistarás el comer emocional para siempre.

Capítulo 4 - Preparación de tu cuerpo para la banda gástrica hipnótica

La banda gástrica física requiere un procedimiento quirúrgico que consiste en reducir el tamaño de la bolsa de tu estómago para dar cabida a un menor volumen de comida y como resultado del estiramiento de las paredes del estómago, enviar señales al cerebro de que estás lleno y por lo tanto necesitas dejar de comer más.

La banda gástrica hipnótica también funciona de la misma manera, aunque en este caso las únicas herramientas quirúrgicas que necesitarás son tu mente y tu cuerpo, y lo mejor es que puedes realizar el procedimiento tú mismo. La banda gástrica hipnótica también condiciona tu mente y tu cuerpo para restringir el consumo excesivo de alimentos después de comidas muy modestas. Hay tres diferencias específicas entre las bandas gástricas quirúrgicas (físicas) y las hipnóticas:

- Al utilizar la banda hipnótica, todos los ajustes necesarios se realizan mediante el uso continuado del trance.
- No hay cirugía física y, por lo tanto, no se expone a ningún riesgo.
- En comparación con la banda gástrica quirúrgica, la banda gástrica hipnótica es mucho más barata y fácil de hacer.

Cómo la hipnosis mejora la comunicación entre el estómago y el cerebro

¿Cómo sabes cuándo has comido lo suficiente? Al principio, empezarás a sentir el peso y la superficie de los alimentos. Cuando el estómago está lleno, la comida presiona y extiende bien el estómago, y las terminaciones nerviosas de las paredes del estómago responden. Cuando estos nervios se estimulan, transfieren una señal al cerebro, y obtenemos la sensación de saciedad.

Lamentablemente, cuando los individuos comen siempre en exceso, se insensibilizan tanto a las señales nerviosas como al sistema de señalización de los neuropéptidos.

Durante el trance de instalación inicial, utilizamos la hipnosis y las imágenes para volver a sensibilizar el cerebro a estas señales. Tu banda hipnótica restablece el efecto completo de estos mensajes nerviosos y neuropéptidos. Con los beneficios de la hipnosis a la vista, podemos recalibrar este sistema y aumentar su sensibilidad a estas señales, para que se sienta lleno y realmente satisfecho cuando haya comido lo suficiente para llenar esa pequeña bolsa en la parte superior de su estómago.

La banda gástrica hipnótica hace que su cuerpo se comporte precisamente como si hubiera realizado una operación quirúrgica. Contrae el estómago y ajusta las señales del estómago al cerebro para que se sienta lleno rápidamente. La banda hipnótica utiliza unos atributos poco comunes de la hipnosis. En primer lugar, la hipnosis nos permite hablar con partes del cuerpo y de la mente que no están bajo control consciente. Curiosamente, como podría parecer, en un trance, realmente podemos convencer al cuerpo para llevar a cabo distintivamente a pesar de que nuestra mente consciente no tiene métodos para coordinar ese cambio.

El poder de la banda gástrica

Un caso reconocido y dramático del poder de la hipnosis para influir directamente en nuestro cuerpo es el tratamiento de urgencia de las quemaduras. Algunos médicos han utilizado la hipnosis en muchas ocasiones para acelerar y mejorar la recuperación de lesiones extremas y ayudar a reducir los dolores insoportables para sus pacientes. Si alguien se quema gravemente, se producen daños en los tejidos y el cuerpo reacciona con inflamación. Los pacientes son hipnotizados para prevenir el dolor. Sus pacientes se curan muy rápidamente y con menos cicatrices.

Hay muchos más casos de cómo la mente puede influir directa y físicamente en el cuerpo. Sabemos que el estrés crónico puede provocar úlceras de estómago, y que un choque psicológico puede hacer que el pelo de alguien se vuelva gris de la noche a la mañana. En cualquier caso, lo que me gusta especialmente de este aspecto del hipnotismo es que es un caso archivado de cómo la mente influye positiva y médicamente en el cuerpo. Será algo milagroso si el cuerpo puede entrar en un estado hipnótico que puede causar cambios físicos significativos en su cuerpo. El trance hipnótico sin nadie más tiene un profundo efecto fisiológico. El efecto más inmediato es que los sujetos lo descubren profundamente relajante. Curiosamente, la percepción más reconocida que reportan mis clientes después de que los he visto -independientemente de lo que hayamos tratado- es que sus seres queridos les dicen que se ven más jóvenes.

Bucle cibernético

Tu cerebro y tu cuerpo están en constante correspondencia en un bucle cibernético: se influyen mutuamente de forma continua. Cuando la mente se relaja en un trance, el cuerpo también lo hace. Cuando el cuerpo se relaja, se siente bien y envía ese mensaje al cerebro, que así se siente más sano y se relaja mucho más. Este procedimiento disminuye el estrés y hace que el sistema inmunológico del cuerpo tenga más energía. Es esencial tener en cuenta que los efectos curativos de la hipnosis no requieren trucos ni amnesia. Por ejemplo, los pacientes con quemaduras se dan cuenta de que se han quemado, por lo que no necesitan negar la evidencia evidente de lo quemadas que están algunas partes de su cuerpo. Esencialmente, les hipnotiza y les pide que imaginen sensaciones frescas y confortables sobre la zona quemada. Esa actividad imaginativa cambia la respuesta de su cuerpo a las quemaduras.

Las enzimas que causan la inflamación no se liberan y, en consecuencia, la quemadura no avanza a un nivel de daño más elevado, y se reduce el dolor durante el proceso de curación.

Utilizando la hipnosis y las imágenes, el médico puede conseguir que el cuerpo de sus pacientes haga cosas que están totalmente fuera de su control consciente. La fuerza de voluntad no hará este tipo de cambios, pero la mente creativa tiene más fundamento que la voluntad. Utilizando la hipnosis y las imágenes para hablar con la mente consciente, podemos conseguir un efecto fisiológico en tan solo 20 minutos. En mi trabajo, recientemente tuve otra idea fenomenal de cómo la hipnosis puede acelerar el proceso normal de curación del cuerpo. Trabajé con un soldado de las fuerzas especiales que experimentaba episodios extremos de inflamación de la piel (eczema). Me reveló que la recuperación más rápida que había tenido de un episodio de eczema fue de seis días. Me di cuenta de que el camino hacia la curación es una secuencia natural de eventos llevados a cabo por varios sistemas dentro del cuerpo, así que lo hipnoticé y, mientras estaba en trance, le pedí que su mente consciente siguiera precisamente el mismo proceso que utiliza regularmente para curar su eczema, sin embargo, para hacerlo todo más rápido.

Un día y medio después, el eczema había desaparecido. Con la hipnosis, podemos potenciar enormemente el efecto de la mente. Cuando colocamos su banda gástrica hipnótica, estamos utilizando la misma estrategia de correspondencia hipnótica con la mente consciente. Nos comunicamos con el cerebro con imágenes distintivas, y el cerebro altera las respuestas de su cuerpo, cambiando su respuesta física a la comida para que su estómago se constriña, y se sienta realmente lleno después de solo unos pocos.

¿Qué hace que la hipnosis funcione tan bien?

Algunos piensan que es difícil aceptar que el trance y la imaginería puedan tener un efecto tan extremo y rompedor. Al principio, algunos médicos desconfiaron y aceptaron que sus pacientes tenían, con toda probabilidad, menos quemaduras de las que figuraban en sus historiales médicos, porque las curaciones que realizaba tenían todos los visos de ser casi maravillosas. Tuvo que pasar mucho tiempo, y numerosos remedios excepcionales, antes de que tales trabajos fueran generalmente comprendidos y reconocidos.

A veces, el cínico y el paciente son los mismos individuos. Necesitamos los resultados, pero luchamos por aceptar que realmente funcione. A nivel consciente, nuestra mente es muy consciente del contraste entre lo que imaginamos y la realidad física.

En cualquier caso, otra asombrosa maravilla hipnótica demuestra que no importa lo que aceptemos a nivel consciente, ya que el trance permite a nuestra mente reaccionar ante una realidad que es independiente de lo que pensamos deliberadamente. Este fenómeno se clasifica como "lógica de trance".

La lógica del trance fue reconocida por primera vez hace 50 años por un renombrado investigador de la hipnosis llamado Dr. Martin Orne, que trabajó durante mucho tiempo en la Universidad de Pensilvania. El Dr. Orne dirigió varias pruebas que demostraban que, en estado de hipnosis, los individuos podían continuar como si dos hechos absolutamente opuestos fueran válidos simultáneamente. En un estudio, hipnotizó a unas cuantas personas para que no pudieran ver un asiento que les puso directamente delante. Luego les pidió que caminaran en línea recta. Todos los sujetos giraron alrededor del asiento.

No obstante, cuando se les examinó respecto a la silla, informaron que no había nada allí. No podían ver el asiento. Algunos de ellos incluso negaron haber servido de alguna manera. Aceptaron que decían la verdad cuando dijeron que no podían ver el asiento, pero a otro nivel, sus cuerpos se dieron cuenta de que estaba allí y se movieron para no golpearlo.

La prueba demostró que la hipnosis permite a la mente trabajar al mismo tiempo en dos niveles separados, aceptando dos cosas aisladas y opuestas. Es posible estar hipnotizado y que te coloquen una banda gástrica hipnótica, pero luego "saber" con tu mente consciente que no tienes cicatrices quirúrgicas, y que no tienes una banda gástrica física incrustada. La lógica del trance implica que una parte de tu mente puede confiar en una cosa, y otra parte puede aceptar directamente lo contrario, y tu mente y tu cuerpo pueden seguir trabajando, aceptando que dos cosas únicas son válidas. Así, serás capaz de darte cuenta conscientemente de que no has pagado una gran cantidad de dólares por un proceso quirúrgico, pero entonces en el nivel más profundo de mando inconsciente, tu cuerpo acepta que tienes una banda gástrica y actuará de la misma manera. En consecuencia, su estómago está condicionado para indicar a su cerebro que se siente lleno después de solo un par de bocados. Así, te sientes satisfecho y consigues perder más peso.

La visualización es más fácil de lo que crees

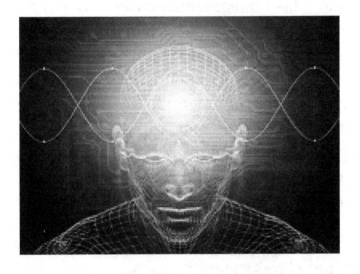

La hipnosis que utilizamos para hacer tu banda gástrica utiliza la "visualización" y el "cargador de imágenes de influencia". La visualización es la creación de imágenes en tu mente. Todos seríamos capaces de hacerlo. Es una parte interesante del razonamiento. Por ejemplo, piensa en la puerta de tu casa y pregúntate en qué lado está la cerradura. Para responder a esa pregunta, ves una imagen en el ojo de tu mente. No importa en absoluto lo razonable o brillante que sea la imagen, es solo la forma en que funciona tu mente, y ves todo lo que tienes que ver. La imagen cargada de influencia es el término psicológico para las imágenes realmente significativas.

En este proceso, utilizamos imágenes en el ojo de la mente que tienen un significado emocional.

Aunque las recomendaciones hipnóticas son increíbles, se mejoran drásticamente con las imágenes cargadas de influencia cuando nos comunicamos directamente con el cuerpo. Por ejemplo, no podrás acelerar tu corazón solo diciéndole que lata más rápido. Sin embargo, si imagina que se encuentra en una vía férrea y ve un tren que se dirige hacia usted, su corazón se acelera rápidamente.

Tu cuerpo reacciona de forma exagerada ante imágenes claras y significativas.

No importa si estás escuchando intencionadamente, tu mente consciente oirá todo lo que necesita para recrear la banda real, de la misma manera que una imagen clara de un tren en movimiento acercándose a toda velocidad hacia ti influye en tu pulso. No tienes que retener las imágenes de los procedimientos operativos en tu mente consciente, porque durante una actividad estás anestesiado e inconsciente. A pesar de lo que recuerdes intencionadamente, bajo la anestesia hipnótica, tu mente consciente utiliza esta información e imágenes para introducir tu banda gástrica en el lugar correcto.

Capítulo 5 - Cómo afectan las emociones negativas a la pérdida de peso

Parece que todo el mundo hoy en día está intentando perder peso. Nuestra condición nos modifica para vernos, vestirnos e incluso actuar de una manera específica.

Cada vez que tomas una revista, enciendes la televisión o te miras a ti mismo, te lo recuerdan. Empiezas a odiar tu cuerpo perdiendo el control, decepcionado, concentrado, aprensivo y, de vez en cuando, incluso desanimado.

Si perder peso está ligado a comer menos calorías de las que el cuerpo necesita y a realizar alguna actividad para favorecer la digestión, en ese momento ¿por qué hay un número tan importante de individuos que todavía intentan perder peso?

Perder peso tiene que ver con tus consideraciones y convicciones tanto como con lo que comes. Permítame darle un modelo. Estás mirando la televisión y aparece un anuncio que muestra un pastel de chocolate y cheddar que puedes hacer utilizando solo 3 ingredientes.

Antes no tenías hambre, sin embargo, desde que has visto ese pastel de cheddar te sientes negado y necesitas comer. Tus sentimientos te están revelando que tienes que comer, aunque tu estómago no te está revelando que tienes hambre.

Esto se llama comer con pasión. Son nuestros sentimientos los que desencadenan nuestras prácticas.

Es posible que cuando te sientas concentrado o deprimido, tengas esta necesidad de comer algo, ya que te consuela de una manera u otra. La cuestión es que generalmente; no es saludable que te pongas a comer y una vez que has hecho esto un par de veces se convierte en una estancia apasionada; así que cada vez que experimentas presión o pena, te desencadena a comer algo.

Las grapas te mantienen apegado a convicciones que tienes sobre tu vida y sobre ti mismo que te impiden avanzar. Regularmente te compensas con cosas que te impiden perder peso. Cuando utilizas la alimentación para recompensarte o compensarte, estás gestionando las grapas.

Aunque las grapas a las que aludo en torno a la alimentación apasionada no son saludables, también pueden utilizarse intencionadamente para obtener un resultado concreto.

Comer con entusiasmo no ocurre porque tengas hambre físicamente. Ocurre porque algo desencadena el deseo de comer. Se está cubriendo una necesidad oculta y entusiasta de forma intuitiva o deliberada.

El miedo a comer puede asumir el control de tu vida. Agota tus cavilaciones; agotando tu vitalidad y tu autodisciplina, haciendo que te separes y te atiborres. Esto creará más miedo y hará que las cosas sean más lamentables.

Entonces, ¿cómo podrías vencer tu miedo y los diferentes sentimientos en torno a la comida?

Puedes transformar la mayoría de tus sentimientos en torno a la comida en otra relación más beneficiosa.

En realidad, tienes un alma. Debes encontrarla. Es ese punto dentro de ti que está continuamente apreciando, perdonando y tranquilizando. Es un punto que habla con tu ser superior.... el genuino tú.... el protegido, amado y completo tú. Cuando encuentres esto, el resentimiento, la insatisfacción y el estrés que sientes por tu peso se desvanecerán.

Las cosas nunca parecen suceder tan rápido como quisiéramos... quizás tu cuerpo no está cambiando tan rápido como necesitas. Esto puede desmoralizarte, dándote más motivos para darte un capricho.

Comprende que tu cuerpo es un regalo, y después, empezarás a contemplarlo.

Deja de insistir en la grasa de tu barriga, en tus brazos y culos gordos, en tus enormes muslos que odias y en cada una de las calorías que estás ingiriendo, y mira todo lo que tu cuerpo es, todo lo que tu cuerpo puede hacer y todo lo que tu cuerpo está haciendo... ahora mismo.

Esta nueva conciencia hará que el amor y el reconocimiento por tu cuerpo sea tal que nunca has tenido. Empiezas a atesorarlo como el asombroso regalo que es y te centras en darle bienestar cada día en cada momento, con cada respiración.

Empieza a concentrarte en recuperar el bienestar en lugar de perder peso, y te sentirás progresivamente feliz, vivo y agradecido. Encuentra el placer de llevar una vida sana y de alimentar tu alma de forma constante. Desarrolla cada vez más el amor con tu cuerpo y contigo mismo, y este amor te moverá y transformará de adentro hacia afuera.

Cuando aprovechas una opción que es más grande que tú, tienes la motivación constante, que es mucho más dominante que cualquier batalla de la mente o de los sentimientos. Tolerar y adorar tu cuerpo precisamente como es correcto actualmente es lo que envía las vibraciones reparadoras que acallarán tu mente y transformarán tu cuerpo de adentro hacia afuera.

Cuando descubres cómo amar y reconocer tu cuerpo, estás en acuerdo con tu ser superior, ese ser que adora e invita.

Comprende cuál es tu identidad y no quién crees que eres o deberías ser. Comprende que los esfuerzos que haces son semillas. Intenta no ver la mayoría de tus esfuerzos para perder peso como decepciones, considéralos como semillas que estás plantando hacia el progreso.

Perdónate a ti mismo. Intenta no machacarte, independientemente de la frecuencia con la que creas que has fracasado, independientemente de lo que parezcas en este momento e independientemente de la frecuencia con la que necesites ese nuevo comienzo. Perdónate a ti mismo.

Pérdida de peso emocional

La mayoría de los excesos alimentarios son emocionales.

No muchas personas entienden que están comiendo por razones emocionales, y después de eso, siguen los problemas específicos detrás de su forma de comer para intentar curarlos. Si comes en exceso, tienes que comprender las razones por las que comes en exceso, lo que te permitirá cambiar tus hábitos alimenticios. Si no, acabas estancado en un ciclo absurdo como éste: "Comes en exceso porque estás perturbado, engordas porque comes en exceso, te pones a cien porque has engordado". Y parece que nunca se sale del ciclo lo suficiente como para perder peso o mantenerlo.

Si tienes muchos kilos que perder, debes entender que tu vida puede ser muy superior a lo que es en este momento. Si no estás contento contigo mismo, seguro que no necesitas reconocerte tal y como eres. Nadie es ideal, y nosotros, en conjunto, tenemos problemas. Todo el mundo tiene algo que mejorar en su vida, ya sea cambiar un hábito perjudicial o ponerse más en forma; la mejor manera de conseguirlo es vencer la especulación negativa con una actitud positiva.

Una y otra vez, en general, descubriremos justificaciones válidas para justificarnos.

Por razones desconocidas, muchas personas no admiten la causa genuina de su exceso de comida y se inventan una amplia gama de razones, por ejemplo: "Mis padres son gordos, así que por eso estoy gordo, es innato" o "Tengo un metabolismo difícil, es muy moderado". Poner excusas para no comer bien o hacer ejercicio de forma constante es solo una forma de justificar por qué no puedes cambiar.

¿Adquirimos grasa?

Creces sin darte cuenta de la forma correcta de comer, y creces con sobrepeso. Es una apuesta decente que tus hábitos de comer en exceso son indistinguibles de los de tus padres y que tu figura se parece mucho a la de ellos. Lo que realmente ocurre es que adquirimos los terribles hábitos alimenticios de aquellos con los que crecemos. Mientras que la obesidad es de vez en cuando genética, tiende a ser controlada por los grandes hábitos alimenticios, el ejercicio y una actitud mental positiva.

¿Qué es el metabolismo y cómo puede influir en tu cuerpo?

Al comer alimentos, el cuerpo experimenta en ese momento un procedimiento de separación de toda la comida y la transforma en energía utilizable para apuntalarte. Para mantener un peso saludable, hay que ajustar la energía que entra y la que sale. Más "entrada" que "salida" = problemas de sobrepeso. La mayoría de nosotros tenemos un metabolismo regularmente controlado, sin embargo, muchos necesitan creer que está retrasado como razón de su aumento de peso. Para un número excesivo de personas, el efecto posterior de la vida inactiva es una lucha perdida contra esos kilos de más. A través de un ejercicio moderado día a día, comerás menos y, de esta manera, perderás los kilos de más.

Otros pueden afirmar: "No soporto estar delgado".

Nuestras tiendas generales están cargadas de alimentos de plástico ventajosos y aburridos. Las cestas de la compra están inundadas de alimentos precocinados, instantáneos y solidificados con beneficios dietéticos perdidos. Se trata de alimentos de alto coste y que engordan mucho. No se puede soportar comer bien, ¡pero sí el coste de no hacerlo!

Los comedores emocionales utilizarán la comida para lidiar con sus sentimientos debido a que la comida mitiga la presión. Al concentrarnos en la comida, ésta ocupa nuestra psique de sentimientos incómodos (fatiga, estrés, tensión, soledad) que preferiríamos no soportar. Vamos detrás de la comida cada vez que no nos gustamos a nosotros mismos, y el comer emocional se convierte en un hábito impregnado.

El paso inicial es dar sentido a lo que desencadena tu alimentación emocional y averiguar cómo gestionar las tensiones y el estrés que provocan que comas en exceso. Averigua por qué estás desconcertado o molesto y empieza a buscar una cura para el problema. Cualquier cosa que te moleste racionalmente necesita un poco de aire natural, no un paquete de patatas fritas. Resuélvelos. Examínalos con la familia o los compañeros, y si prefieres no discutirlo, haz algo, ponte dinámico.

Empieza a entenderte a ti mismo y a tus necesidades. Antes de ir a por otro trozo de pastel, pregúntate: "¿Tengo muchas ganas?" o, antes de meterte algo en la boca de forma natural, sigue preguntándote: "¿Por qué tengo hambre?". Aprende a percibir tu apetito. Intenta que no te aterre dirigirte a ti mismo y llegar a la base del problema.

Lleva un diario de comidas. Seguir tus hábitos alimenticios te permitirá ver tu nivel de utilización y comprender qué desencadena tus atracones. Haz una lista de las diferentes cosas que puedes hacer. Intenta dar un paseo, limpiar la casa, hacer ejercicio, llamar a un compañero o sintonizar música.

Nunca te centres en la dieta o en la desgracia del peso.

Si te sientes salvaje en torno a la comida, deja de fijarte en tu peso. La mayoría de las dietas pretenden que boicotees tus alimentos preferidos, lo que te deja insatisfecho y desencadena sentimientos negativos. Las dificultades de las dietas crean deseos y hacen que comas más de lo que realmente necesitas. Deja de lado las dietas y céntrate en el cuidado de ti mismo, en comer admirablemente y en estar en forma.

Empieza a concentrarte en cambiar tus hábitos de vida comiendo bien, practicando con constancia y manteniendo una actitud positiva. El día que dejes de estar obsesionado con tu peso será el día de tu prosperidad. Ten en cuenta una cosa concreta, tú tienes el control de tu vida, y es tu elección cambiar tu estilo de vida. Está justificado, ¡a pesar de todos los problemas!

Capítulo 6 - Individualización del control de peso

Se está insistiendo en la individualización de un programa concreto, y esto va a seguir ocurriendo. Si quieres que el plan que elijas para trabajar sea más efectivo y produzca resultados hermosos, debes hacerlo tuyo y asegurarte de que es único para ti de acuerdo a lo que crees que puede funcionar bien para ti. No empieces a utilizar un programa que no sea individualizado, uno que cojas de cualquier sitio y empieces a utilizar porque puede que no te funcione. Como ya sabes, como individuo, tienes un patrón de retina único, huellas dactilares, y la química corporal que tienes no coincide con la de nadie más. Las cosas que has experimentado en la vida también son diferentes a las de otras personas.

De la misma manera, un programa que puedes utilizar para ayudarte en la consecución de un peso corporal único también debe ser único para ti para que pueda lograr los máximos resultados positivos. Por eso puedes ver que aquí solo se te proporcionan unos cuantos ejercicios de meditación para que tengas la oportunidad de elegir los que más te convengan.

Darle tantos ejercicios de meditación puede ser abrumador a la hora de elegir la actividad que se adapte a su cuerpo y con la que se sienta cómodo. Cuando estás abrumado con muchas opciones de ejercicios de meditación para elegir, existe la posibilidad de que te confundas a la hora de tomar la decisión correcta. Además, puedes ver que ninguna meditación se ha dado de manera pétrea, la única parte en la que necesitas poner mucho esfuerzo para asegurar el éxito es mantener tu disciplina y decirte a ti mismo que sabes el tipo de objetivos que quieres. Lo mejor sería que los lograras sin importar lo que suceda mientras procedes con estos ejercicios.

Como individuo, debes descubrir qué forma te conviene más y seguirla diligentemente hasta que obtengas los resultados que te propones. Muchas personas de todo el mundo han probado métodos de meditación. Sin embargo, muchos de ellos han fracasado porque la mayoría de los profesores de las escuelas de meditación creen que hay una forma de meditar, que se aplica a todos y cada uno en todo el mundo. Muchos piensan que han aprendido este método de sus escuelas de meditación y de su profesor por casualidad y por curiosidad. Pero la verdad es que este podría ser su mejor método de meditación como individuos, pero no significa que todos los demás lo encuentren cómodo, y al usarlo, deben lograr el éxito.

Este tipo de personas que se han decepcionado porque no obtuvieron los resultados que esperaban de los ejercicios de meditación creen que no puede funcionar para ellos, pero no han probado otras formas de meditación y ver cómo puede funcionar para ellos.

Sin embargo, hay aspectos particulares en todas las formas de caminos de meditación. Por ejemplo, los meditadores deben tratar de llegar continuamente a la máxima atención posible, lo que se llama atención coherente en algunas escuelas de meditación. Esto consiste en que, como individuo, decides disciplinar tu mente y asegurarte de hacer siempre una cosa en un momento determinado para mantener la concentración y evitar sentirte abrumado. También decides que te quieres a ti mismo y que te tratarás de la manera que te has prometido. Estas son algunas de las constantes cuando se trata de varias escuelas de meditación. Aparte de estos, las otras cosas que están involucradas como hacer tu meditación mientras caminas en el área. de tu comodidad, hacerlo mientras estás sentado en un sillón, y acostado en el suelo son cosas que debes decidir por ti mismo y considerar la que te sea cómoda. Cuando se trata de decidir el mejor momento para realizar los ejercicios de meditación, depende de ti, y no hay una forma convencional que debas seguir.

Puedes elegir hacerlo una o dos veces al día y realizarlos durante una, dos o tres semanas dependiendo de lo que te hayas prometido que vas a conseguir.

A medida que continúas, si encuentras que estás comprometido, y tienes un gran deseo de lograr el peso corporal saludable que necesitas tener, puedes decidir seguir todos los ejercicios de meditación porque en general, te ayudarán a lograr tus objetivos. Si no quieres probar diferentes caminos de meditación, entonces puedes decidirte por las meditaciones combinadas que has identificado explícitamente. Hay varias formas de meditaciones que puedes elegir. Algunos de estos caminos de meditación incluyen los que hacen hincapié en el camino intelectual, que los que le permiten trabajar a través de las emociones y otros que han sido ideados por los grupos religiosos en el mundo occidental. No importa la forma de meditación que hayas decidido utilizar para alcanzar tus objetivos y experimentar la plenitud. La verdad es que para lograr lo que quieres con estos diversos tipos de meditaciones. Debes poner el trabajo que se requiere. Los resultados no serán fáciles para cualquier forma de meditación que decidas seguir. Ten por seguro que cualquiera que sea el camino que elijas, no encontrarás ningún camino fácil porque lograr el crecimiento y desarrollo que deseas es difícil.

La única manera de lograr lo que quieres es que seas serio y estés preparado para poner un esfuerzo que no se detenga pronto.

Estas afirmaciones pueden parecer muy fuertes, pero quienes han intentado cambiar su vida y lo han conseguido pueden dar fe de ello y decirte que es la verdad. Cuando trabajamos para lograr un peso corporal saludable a través de la meditación, debemos saber que no solo individualizaremos nuestros programas de meditación, sino que también hay otros aspectos de nuestra vida que también debemos individualizar. Vamos a ver algunas de estas cosas que debemos poner en consideración a la hora de individualizar el programa que tenemos.

Durante muchos años, la individualización no se ha tomado en serio, y muchos la han subestimado. Incluso algunos psiquiatras experimentados parecen no entenderlo, y muchos de ellos no comprenden que varios pacientes necesitan una ayuda diferente cuando se trata de la psicoterapia. Estas personas también necesitan diversas medidas de preparación para hacer frente al estrés inminente debido a la cirugía, y deben ser ayudadas de manera diferente para que puedan lidiar eficazmente con las alergias, el dolor y otras cuestiones que afectan a sus vidas.

Pero el concepto moderno no necesita incorporar esto, de ahí la razón por la que ves que muchos meditadores han sido condicionados a pensar que hay un método particular de realizar la psicoterapia que es correcto y puede ser usado en varios pacientes y este es el método que aprendieron de sus maestros y lo dominaron cuidadosamente.

Aquellos que intentan aportar conceptos diferentes tanto a los profesores de meditación como a los pacientes no consiguen convencer a los demás de que es necesario un programa individualizado para todos para que funcione bien y para que el paciente tenga éxito. A muchos les resulta fácil creer que solo hay un camino, independientemente de lo que se trate, ya sea meditación, psicoterapia u otras cosas que necesiten tratamiento.

No quieren enfrentarse a la compleja situación de que cada uno de ellos es diferente y la mejor manera es tratar a cada individuo de forma diferente, ya sea algo complicado o no. Sin embargo, ayudaría que entendieran que somos individuos diferentes con cuerpos diferentes. A la hora de pensar en ejercicios, no te decantes por lo que se ha publicitado, sino que diseña tu programa individualizado porque es lo que te puede ayudar a obtener los mejores resultados y a seguir tu camino hasta convertirte en lo que deseas.

¿Estás pensando en cambiar el ejercicio de movimiento que has estado haciendo? Si no tienes ese ejercicio que estás haciendo actualmente, puedes añadirlo en tu programa diario. Mirando a tu alrededor, trata de saber qué es lo que te atrae. Puedes encontrar un ejercicio con el que estés contento. El tipo de ejercicio que elijas debe ser uno que después de que hayas terminado de realizarlo, te haga sentir bien. Si te sientes bien con el ejercicio popular del momento, puedes ir a por él, y esto podría ser una dulce coincidencia. Al elegir el ejercicio, debes considerar algunos factores como tu edad actual, el patrón de ejercicios que realizabas y tu físico. Si le parece bien, puede decidir que combina varios de estos ejercicios y los añade al régimen específico que ya tiene. Puedes optar por hacer footing todas las mañanas, nadar unas cuantas vueltas dos días a la semana y dar un paseo en días como los domingos.

Como ya te habrás dado cuenta, se ha insistido en el tema del camino correcto para cada persona que falta. Tampoco se deja de lado la meditación, que es una de las mejores formas de resolver diversos problemas para algunos individuos. Es excelente para muchas grandes personas en todo el mundo han apreciado muchas personas y él, pero recuerde que algunas personas encuentran que es relevante y no tan útil en sus vidas.

Si te dedicas a estos ejercicios de meditación y los realizas a conciencia durante un periodo de seis a ocho semanas sin ver resultados, no te odies porque la meditación no es lo tuyo. Al hacerla, tu peso no puede empeorar, pero aunque no notes los beneficios que buscabas, la ventaja que habrá es que habrás emprendido algo que no habías hecho antes. Al mismo tiempo, también habrás involucrado a tu mente para conocer varias cosas que tal vez no sabías sobre ti mismo y tu cuerpo. Incluso cuando descubras que la meditación no es lo mejor cuando se trata de resolver tu problema de peso, la experiencia es beneficiosa y te ayudará a aprender mucho.

Capítulo 7 - La importancia de la confianza en el cuerpo

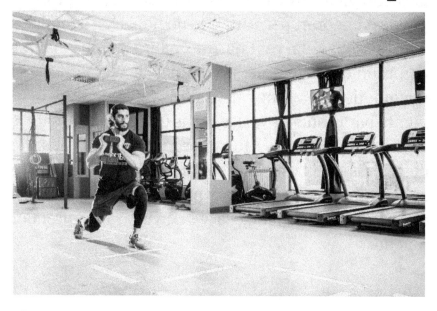

El amor propio es probablemente lo mejor que puedes lograr para ti mismo. Estar encaprichado contigo mismo te proporciona intrepidez, autoestima y en general te ayudará a sentirte progresivamente positivo. También puedes encontrar que es más simple para ti experimentar sentimientos apasionados para una vez que has descubierto cómo apreciarte a ti mismo primero. En la remota posibilidad de que puedas averiguar cómo adorarte a ti mismo, estarás mucho más alegre y descubrirás la mejor manera de tratar contigo mismo, prestando poco respeto a la circunstancia en la que te encuentras.

Confianza en sí mismo

La confianza en uno mismo no es más que la demostración de poner una norma en uno mismo. La confianza en uno mismo es la confianza de una persona en sus propias capacidades, límites y decisiones, o la convicción de que el individuo en cuestión puede afrontar eficazmente las dificultades y peticiones cotidianas. Creer en uno mismo es una de las éticas más significativas que hay que desarrollar para que la mente sea poderosa. La intrepidez también permite obtener más felicidad. Regularmente, cuando estás seguro de tus capacidades eres más alegre por tus triunfos. Cuando descansas tranquilo pensando en tus capacidades, más estimulado e inspirado estás para hacer un movimiento y lograr tus objetivos.

Meditación para la confianza en uno mismo

Siéntate tranquilamente y cierra los ojos. Cuenta del 1 al 5, concentrándote en tu respiración mientras respiras como si estuvieras tranquilo y relajado por la nariz y espiras totalmente por la boca.

Experimenta que estás progresivamente suelto y tranquilo, preparado para extender tu experiencia de certeza y prosperidad ahora mismo.

Procede a concentrarte en tu respiración, la respiración podría decirse de quietud, desenvolvimiento y exhalación total.

En el caso de que veas cualquier tensión o comodidad en tu cuerpo, inhala en esa parte de tu cuerpo y al exhalar experimenta que estás progresivamente suelto, más tranquilo.

En el caso de que entren pensamientos en tu psique, date cuenta de ellos y, al exhalar, déjalos ir, concentrándote en tu respiración, teniendo una sensación más profunda de tranquilidad y relajación y exhalando totalmente.

Sigue concentrándote en la respiración mientras te permites aflojar completamente tu psique y tu cuerpo, teniendo una sensación de certeza y restablecimiento que llena tu ser.

Experimenta que estás suelto, alerta y seguro, completamente sostenido por el asiento debajo de ti. Permitiendo que la armonía, la satisfacción y la certeza llenen tu ser en este minuto presente mientras te abres actualmente a extender tu experiencia de armonía y felicidad. Y ahora, mientras te experimentas a ti mismo como completamente presente en este momento, permite gradual y fácilmente que tus ojos se abran, sintiéndote ampliamente consciente, alerta, mejor de lo que cualquiera podría haber esperado - completamente presente en este mismo momento.

Amor propio

El amor propio no es solo una condición de sentirse mejor. Es una condición de agradecimiento hacia uno mismo que se desarrolla a partir de actividades que ayudan a nuestro desarrollo físico, mental y profundo. El amor propio es dinámico; se desarrolla a través de actividades que nos desarrollan. Cuando actuamos de manera que crezca el amor propio en nosotros, empezamos a reconocer mucho mejor nuestros defectos al igual que nuestras fortalezas. El amor propio es imprescindible para vivir bien. Tiene un impacto en la persona que eliges como pareja, en la imagen que anticipas en el trabajo y en cómo te adaptas a los problemas a lo largo de tu vida.

Hay un número muy importante de métodos para ensayar el amor propio; quizás sea haciendo una pequeña excursión, regalándose a sí mismo, comenzando un diario o cualquier cosa que pueda resultar "rica" para ti.

Meditación para el amor propio

Para empezar, ponte cómodo. Túmbate de espaldas, con un soporte bajo las rodillas y una funda colapsada detrás de la cabeza, o siéntate fácilmente, quizá sobre un refuerzo o un par de fundas colapsadas. Para una ayuda adicional, no dudes en sentarte contra un tabique o en un asiento.

En el caso de que estés descansando, siente la asociación entre la parte posterior de tu cuerpo y la maraña. En el caso de que estés situado, prolonga la columna vertebral, ensancha las clavículas y deja que las manos se apoyen en los muslos.

Cuando estés situado, cierra los ojos o apacigua tu mirada y sintoniza con tu respiración. Observa tu respiración, sin intentar transformarla. Es más, observa también si te sientes tenso o flojo, sin intentar cambiarlo tampoco.

Inspira por la nariz y luego espira por la boca. Sigue respirando profunda y completamente por la nariz y exhalando por la boca. Mientras inhalas, sé consciente del estado de tu cuerpo y de la naturaleza de tu cerebro. ¿Dónde se encuentra tu cuerpo con presión? ¿Te sientes desconectado o apagado interiormente? ¿Dónde está tu cerebro? ¿Está tu cerebro tranquilo o cargado de inquietud, antagonismo e incertidumbre?

Dale a tu respiración la oportunidad de volverse progresivamente suave y fácil y empieza a inspirar y espirar por la nariz. Siente la progresión del aire entrando en tus pulmones y después saliendo al mundo. Con cada exhalación, visualiza que estás descargando cualquier consideración negativa que pueda esperar en tu cerebro.

Sigue concentrándote en tu respiración. En cada inspiración, piense: "Soy encomiable", y en cada espiración: "Soy suficiente". Deja que cada inhalación atraiga la autoestima y que cada exhalación descargue lo que ya no te sirve. Tómate un par de minutos para inhalar y comentar este mantra en tu interior. Observa cómo te sientes al expresarte estas palabras.

En el caso de que tu mente divague en algún momento, date cuenta de que no pasa nada. La idea del cerebro es divagar. En esencia, vuelve a tener en cuenta la respiración. Observa cómo tus pensamientos viajan en completo desorden, ya sean positivos o negativos, y deja que pasen como la niebla que se desliza en el cielo.

Ahora imagínate que te quedas frente a un espejo e investiga tus propios ojos. ¿Qué ves? ¿Agonía y lástima? ¿Amor y placer? ¿Falta de predisposición?

A pesar de lo que aparezca en la meditación, hágase saber: "Te adoro", "Eres encantador" y "Mereces la dicha". Sepa que lo que encuentra en el espejo en este momento puede no ser lo mismo que lo que ve cada vez que se mira.

Imagina que puedes inhalar hacia tu corazón e imagina que el amor se derrama de tus manos hacia tu corazón.

Permite que este amor se caliente y te sature desde el foco del corazón, llenando el resto de tu cuerpo.

Haz que una sensación de solaz y tranquilidad suba por el pecho hasta el cuello y la cabeza, salga por los hombros, los brazos y las manos, y después baje hasta las costillas, la barriga, la pelvis, las piernas y los pies.

Permite que una vibración de calor te llene de la cabeza a los pies. Inhala aquí y date cuenta de que el afecto está constantemente accesible para ti cuando lo necesites.

Cuando estés preparada, haz un par de respiraciones más profundas y cuidadosas y después abre los ojos con delicadeza. Siéntate durante un par de minutos para reconocer el encuentro único que has tenido durante esta meditación.

Capítulo 8 - Mitos de la hipnosis

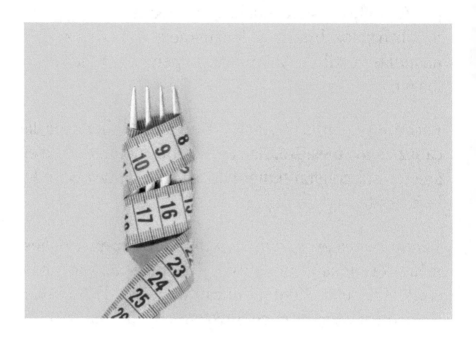

Es habitual que se juzgue mal el tema del hipnotismo. Por eso abundan los mitos y las medias verdades sobre este asunto.

Mito: No recordarás nada de lo que pasó cuando estabas hipnotizado cuando te despiertes del trance.

Mientras que la amnesia puede ocurrir en casos poco comunes, durante la hipnosis, la gente suele recordar todo lo que sucedió. La hipnosis, sea como sea, puede tener un impacto significativo en la memoria. La amnesia posthipnótica puede hacer que un individuo pase por alto una parte de las cosas que ocurrieron previamente o durante el hipnotismo. Este efecto, sea como sea, es típicamente confinado e impermanente.

Mito: La hipnosis puede ayudar a la gente a recordar la fecha exacta de la fechoría que han visto.

Aunque el hechizo puede utilizarse para mejorar la memoria, los efectos en los medios de comunicación conocidos han sido significativamente tergiversados. Las investigaciones han descubierto que el trance no produce una mejora notable de la memoria o de la precisión, y que el encantamiento puede, en realidad, conducir a recuerdos falsos o deformados.

Mito: Puedes ser hechizado contra tu voluntad

El embrujo requiere la inversión voluntaria del paciente, independientemente de las historias sobre personas que han sido hipnotizadas sin su autorización.

Mito: Mientras estás en trance, el especialista en trance tiene pleno poder sobre tu conducta.

Mientras que los individuos frecuentemente sienten que sus actividades bajo trance parecen ocurrir sin el impacto de su voluntad, un especialista en trance no puede hacer que actúes en contra de tus deseos.

Mito: Con el trance se puede ser súper sólido, enérgico o físicamente dotado.

Mientras que la hipnosis puede ser utilizada para mejorar la ejecución, no puede hacer que las personas sean más sólidas o más atléticas que sus habilidades físicas.

Mito: Todo el mundo puede estar en trance

Está más allá del ámbito de la imaginación esperar entrar a todo el mundo. Una investigación muestra que es sorprendentemente hipnotizable alrededor del 10 por ciento de la población. Si bien es posible hechizar al resto de las masas, éstas son más reacias a abrirse a la actividad.

Mito: Eres responsable de tu cuerpo durante el trance

A pesar de lo que veas con el trance escénico, seguirás siendo consciente de lo que estás haciendo y de lo que te están mencionando. En el caso de que prefieras no hacer nada bajo la hipnosis, no lo harás.

Mito: La hipnosis es equivalente al descanso.

Puede parecer que estás descansando, pero durante la hipnosis estás alerta. Solo estás en una condición de profundo desenvolvimiento. Tus músculos se pondrán flácidos, tu ritmo respiratorio se reducirá y puede que te dé sueño.

Mito: Cuando se está hipnotizado, los individuos no pueden mentir,

La inducción del sueño no es un suero de la verdad en el mundo real. Aunque durante la terapia subliminal, estás progresivamente abierto a una recomendación, a pesar de todo, tienes libertad y buen juicio de principio a fin. Nadie puede obligarte a decir algo que preferirías no decir, mientas o no.

Mito: Muchas aplicaciones para teléfonos móviles y grabaciones en la web potencian la auto-transmisión, sin embargo, es probable que sean inadecuadas.

Los analistas en una encuesta de 2013 encontraron que tales instrumentos no son ordinariamente creados por un inductor de trance autorizado o una asociación de hipnotizadores. Los especialistas y subliminal especialistas en consecuencia prescriben contra la utilización de estos. Probablemente, un mito: el trance puede ayudar a "encontrar" recuerdos perdidos.

Aunque los recuerdos pueden ser recuperados durante la hipnosis, mientras se está en un estado de aturdimiento, es posible que se creen falsos recuerdos. En este sentido, numerosos especialistas en trance siguen desconfiando de la recuperación de la memoria utilizando el embelesamiento. El trance, sea como sea, es un verdadero instrumento de recuperación y puede ser utilizado para algunas condiciones como un tratamiento electivo de restauración. Esto incluye la administración de un trastorno del sueño, el dolor y la agonía.

Se utiliza un especialista en trance o subliminal autorizado para confiar en la técnica del trance guiado. Se hará un arreglo organizado para ayudarte a lograr tus objetivos individuales.

Capítulo 9 - ¿La hipnosis puede ser más eficaz que la dieta?

Las dietas solo cambian los alimentos que comes durante un tiempo y limitan tu mentalidad. Por lo tanto, la meditación te ayudará a aprovechar tus sentimientos internos y responder a tu antojo con la capacidad de controlarte.

El hecho de no estar a dieta también hace que mantengas la concentración porque estarás pendiente de lo que comes y de lo beneficioso que es para tu cuerpo. La meditación para perder peso cambia la percepción de la mente, lo que a su vez hace que el ser interior responda a las elecciones y decisiones tomadas. Las dietas son restrictivas y específicas en cuanto a las comidas que se deben consumir.

Desafía a la mente a creer que la restricción en términos de comida es el único camino para perder peso. La meditación, sin embargo, es una forma saludable de dejar que la mente sea libre para elegir lo mejor, aprender de los errores y poder centrarse en ser mejor. Es posible perder peso una vez que se abandona el proceso de la dieta.

Puede ofrecer las necesidades de pérdida de peso tanto a largo como a corto plazo. Sin embargo, la desventaja es que hay que saber las calorías que hay que tomar por ración. Si no lo sabes, puedes tomar menos, y tu cuerpo se verá privado de los nutrientes necesarios.

Cómo abordar las barreras para la pérdida de peso

Hay muchas barreras para la pérdida de peso, desde las personales hasta las médicas, pasando por el sistema de apoyo y la salud emocional. La meditación, si se incorpora, dará resultados fructíferos y saludables. La dedicación para superar los retos y estar centrado en conseguir tus objetivos es importante. Hay muchas distracciones, sobre todo antes de empezar la rutina de pérdida de peso.

Se necesita disciplina y resistencia para gestionar un programa de pérdida saludable. Tenemos que dar a la pérdida de peso la prioridad que merece. Además, tenemos que darnos cuenta de la existencia de dichas barreras y de su contribución a nuestro objetivo. Las barreras determinarán nuestros éxitos y fracasos.

Establecer objetivos realistas

Cuando establezcas objetivos, asegúrate de que son alcanzables, específicos y realistas. Es fácil trabajar con objetivos realistas y alcanzarlos para obtener mejores resultados. Sin embargo, si los objetivos no son realistas, el índice de éxito será bajo, ya que se desanimará. Por ejemplo, cuando se empieza con la meditación, se puede comenzar con tan solo cinco minutos al día y aumentar gradualmente el tiempo hasta llegar al máximo, como sesenta minutos.

Lo mismo ocurre con la pérdida de peso durante el proceso de meditación. Puedes empezar a centrarte en perder unos pocos kilos cada semana y aumentar gradualmente hasta alcanzar tu objetivo. Sin embargo, al establecer los objetivos, date cuenta de que no es tu culpa si no funcionan como habías planeado, haz lo mejor que puedas y mantén tu enfoque.

Siempre hay que rendir cuentas

Una vez que hayas decidido comprometerte con la meditación para perder peso, no evites compartir tu plan con tu sistema de apoyo y tu familia. Es para asegurar que las personas con las que compartes también refuerzan el compromiso y forman parte del sistema de apoyo. De este modo, se sentirán parte del programa y darán apoyo siempre que sea necesario. También puedes utilizar aplicaciones para los recordatorios y los horarios; de este modo, tendrás un plan de respaldo cuando te olvides.

También puedes utilizar bandas de motivación cada vez que alcances un hito establecido. Ser responsable te hace disfrutar de tus éxitos, reconocer tus fracasos y apreciar tu sistema de apoyo.

Las personas prosperan cuando se sienten responsables de algo, especialmente de algo beneficioso para su bienestar.

Modificar la mentalidad

Tu pensamiento debe modificarse en el sentido de que seas entusiasta con la información que te dices a ti mismo. Asegúrate de que tu mente no se llene de pensamientos improductivos y negativos, que te deprimirán o desanimarán. No tengas miedo de desafiar tus pensamientos y valorar tu imagen corporal.

Tu mentalidad determina tu forma de pensar y, a su vez, crea una sensación de aprecio o rechazo. La pérdida de peso depende en gran medida de nuestra mentalidad. ¿Crees que puedes hacerlo? Si crees que lo tienes todo, entonces nada te impedirá ni te detendrá.

Controle el estrés con regularidad

Tener una técnica de gestión del estrés debería formar parte de la rutina diaria. Tienes que desarrollar un mecanismo saludable para aliviar el estrés que te ayude a vivir una vida sin estrés. Comprende que la meditación es un alivio del estrés por derecho propio, ya que ayuda a calmar la mente y alivia el cuerpo.

Se puede utilizar para gestionar el estrés y aprovechar al máximo sus beneficios para llevar una vida más productiva. Ser capaz de manejar el estrés de forma eficiente. El estrés no es saludable para la mente.

Si no se maneja, puede causar problemas emocionales y hacer que uno sea irracional, malhumorado o violento. Sé tu propio jefe a la hora de gestionar tu estrés.

Infórmate sobre la pérdida de peso

Cuando te embarques en la meditación para perder peso. Infórmese sobre cómo funciona; de este modo, la pérdida de peso no será una lucha. Podrás manejar los intentos fallidos, así como apreciar los progresos realizados. Podrás saber qué has estado haciendo mal y decidir cuál es el mejor ejercicio de meditación para ti.

Si tienes información errónea, entonces tu progreso general puede verse inhibido

La pérdida de peso no tiene por qué ser demasiado cara; tampoco requiere una costosa suscripción a un gimnasio o la inscripción en una costosa clase de meditación. Hay varios ejercicios de meditación que se pueden practicar cómodamente en casa. Hay varios planes de alimentación y dietas que pueden funcionar para otros, aunque no ofrezcan soluciones a largo plazo ni cambios de comportamiento duraderos. Ten la información correcta que necesitas. No te dejes engañar por nadie que se haga pasar por profesional en ese campo. Además, no dude en investigar en Internet y comparar notas. A partir de ahí, podrás volver con algo que te funcione.

Rodéate de un sistema de apoyo

Hay personas que pueden estar preparadas y dispuestas a ayudarte cuando quieras empezar o incluso después de haber empezado.

El sistema de apoyo puede incluir a tu familia, colegas, amigos o redes sociales. Estos grupos de personas increíbles pueden animarte y apoyarte para que cumplas tu objetivo a largo plazo. Cuando los incluyas en tu plan, se sentirán aceptados, te ofrecerán opiniones y comprobarán tus progresos. Analizarán cómo van las cosas, además de animarte a seguir tomándote un pequeño descanso cuando sea necesario.

Tu sistema de apoyo debe incluir también a profesionales del sector que te darán buenos consejos y te ofrecerán el apoyo y la atención necesarios. También te ayudarán a descubrir las cosas que te obstaculizan y te retrasan, además de ofrecerte información sólida que te ayude a superarte. Al seleccionar el profesional con el que desea trabajar, asegúrese de que son personas con las que es fácil hablar. Personas que estén dispuestas a participar en la rutina que elijas. También puedes considerar a personas que estén dispuestas a dar una opinión sincera, así como recomendaciones. Los sistemas de apoyo a veces tienen retos similares a los que tú puedes estar atravesando en ese momento.

Sus palabras de ánimo y sus mejores deseos suelen ser de gran ayuda para motivar a alguien. Date cuenta de que las ideologías pueden coincidir con tu punto de vista.

Capítulo 10 - Cómo utilizar la meditación y las afirmaciones para perder peso

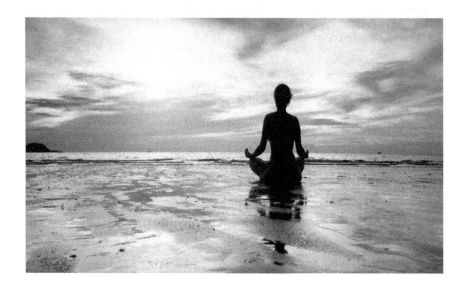

Ninguna afirmación de pérdida de peso sin sentido es un gran objetivo, pero seguro que te ayuda a llegar a donde quieres ir si tienes afirmaciones de pérdida de peso. Entonces, ¿por qué las afirmaciones de peso le ayudan a llegar a donde quiere ir?

AFIRMACIÓN

Las afirmaciones ayudarán a envolver la mente en torno a tus objetivos y a mantenerte enfocado en cuanto a dónde quieres estar. Así que, cuando estés en su partido, pongamos esas cosas en marcha.

Objectivo 1: Crear el peso saludable perfecto. La primera parte mala es ir allí y lograr un cierto peso saludable ideal. No hables de esto. Incluso hable con su médico sobre su nivel saludable ideal e investigue. Es esencial plantear un tema importante en esta etapa. ¿Cuál es tu peso ideal saludable y asumes que no puedes llegar a él? Se puede decir que, en lo que respecta a la apariencia y la obesidad, la sociedad ha establecido unos estándares bastante estrictos.

Cuando lo ves, es bastante sencillo definir la obesidad mórbida. Se trata de una persona que tiene dificultades en la vida cotidiana para realizar las tareas básicas. Pero, ¿qué nos pasa a todos si no se pueden cumplir estas tablas que describen los criterios de altura, peso e índice de masa corporal ideales de un individuo? ¿Cuáles son las normas si se está demasiado delgado?

Especialmente si no estás en forma, existe el riesgo de ser demasiado delgado. Sería mucho más seguro tener un ligero sobrepeso, pero estar en forma y saludable según la báscula. Por lo tanto, utiliza el sentido común y nunca establezcas tu peso ideal por adivinanza o porque creas que es el único peso con el que puedes sentirte a gusto. Enfoca tu peso ideal hacia la salud, pero sobre todo hacia un peso que te mantenga activo y en forma.

Objetivo 2: Cómo voy a terminar el objetivo 1.

Ya tiene establecido su peso ideal saludable, y tiene que llegar a él ahora. Es otra oportunidad perdida si no lo haces. A continuación, ignora las píldoras dietéticas perezosas y las dietas de choque que te llevarán de vuelta a donde empezaste o peor. ¿Cómo puede ser esto una afirmación positiva? ¿Has visto alguna vez a un granjero gordo? Yo digo que uno que trabaja en la granja todos los días. ¿Qué hace la diferencia? El derecho a comer y la actividad física. El cuerpo está diseñado para realizar ejercicios frecuentes y variados. Los principales componentes del Objetivo 2 deben ser tareas aeróbicas y de motivación. En cuanto a la alimentación, se debe consumir una dieta equilibrada, que requiere aproximadamente 1800-2800 calorías al día para una persona y menos para una mujer. Incluye la mayor cantidad posible de alimentos orgánicos para evitar la comida rápida y los alimentos procesados. Coma verduras y frutas.

Objetivo 3: ¡Créalo!

Muy bien, ya tenemos planificados el Objetivo 1 y el Objetivo 2, ahora ¿cómo podemos convencernos de que vamos a conseguirlos sin caernos del carro? No te ha faltado preguntar sobre esto. Primero, ¿por qué tengo que creerlo? ¿No puedo simplemente ir?

¿Has oído alguna vez la frase "he estado allí"? Eso solo podría ser el caso, y ¿cómo funcionó? No muy bien, quizás, o no estarías aquí ahora.

Conoce a tu nuevo mejor amigo para ayudarte con el tercer objetivo. El significado de estas palabras que tu cabeza no conoce no puedo, no me rendiré, olvídate de ello, o, "Vamos a la Dairy Queen", la mayoría de las afirmaciones tienen más posibilidades de terminar cuando están escritas. Detalla cómo ha cambiado tu vida al comer mejor, verte mejor y sentirte mejor. Habla sobre dónde empezaste y cómo diste un paso más hacia la consecución del objetivo nº 1 cada día. Habla de cómo podrías estar tentado a rendirte, pero aquí lo has recordado, diciendo ¡NO HOY NI NUNCA! Y por último, cuando alcanzaste tu objetivo, de lo orgulloso que estás y de cómo no te vas a la vieja usanza o al peso.

Objetivo 4: Recuerda que tienes la cabeza en el juego todos los días para el objetivo # 3. Bien, tienes que mantenerla en el juego. ¿Cómo? Confirmando tus objetivos declarados #1 a #3. Es probable que tengas que escucharlos una vez al día para no olvidarlos. Una vez que liberes tu mente, hay un dicho que dice que tu trasero te guiará. Mantén con tu cabeza las partes de tu cuerpo en el juego.

Aquí tienes tus pretensiones de pérdida de peso: planifícalo sabiamente, cambia el estilo de vida, entra en el juego y lleva tu cuerpo contigo. Continúa hablando contigo mismo porque eres tu mejor amigo. Esto no debe ser una tortura. Alégrate de que la recompensa que quieres y mereces es tu camino.

MEDITACIÓN

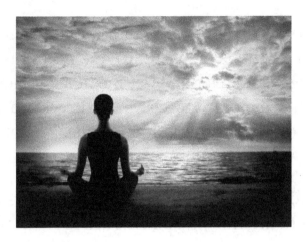

La meditación ha sido reconocida durante mucho tiempo como el camino probado para la superación personal, cuyas valoraciones son muy altas porque solo implica sentarse y sostener tu interior y estar en paz contigo mismo. Es una buena manera de cambiar tu vida.

La autoestima es un campo que se beneficia mucho de la práctica del arte de la meditación. Se refiere a la forma en que las personas se ven a sí mismas, lo que también describe cómo se alimenta la confianza en uno mismo.

Se cree que una dosis diaria de meditación va a ayudar a eliminar la ilusión que puedas tener sobre ti mismo, porque lo que eres solo tiene que ver con cómo proyectas tu imagen. La meditación te va a ayudar a darte cuenta de quién eres.

Si tienes un complejo de inferioridad o no piensas mucho en ti mismo, significa que necesitas mejorar tu imagen. Ahí es donde la meditación fácil te va a ayudar a mejorar las cosas; es necesario hacer tu rutina de la mañana y de la noche. Te hará pensar mejor y más tranquilo.

Es el pilar de la autoestima porque te ayudará a tener paz en tu interior y a aumentar tu fe en la vida.

Empezarás a relacionarte con la gente de mejor manera con tu renovada confianza y afrontarás las cosas con mayor seguridad sin depender de ningún otro apoyo para sentirte fuerte.

Se acabaron las pretensiones y el intento de pasar por un personaje que no vas a ser. Esto significa que vas a estar más cómodo y no vas a preocuparte más por la vida. Vas a relajarte y dejar que las cosas de la vida sigan su curso. Lo que vas a hacer es tomarte un poco de tiempo cada mañana y noche, dedicar no menos de 30 minutos de meditación al día. Verás que las cosas empiezan a cambiar en dos semanas o un mes si continúas haciendo esto.

Conclusión

Felicitaciones por llegar hasta el final. Algunas chicas sienten una gran incomodidad cuando se miran, ya sea porque no les gusta mirarse en general, o porque no les gusta lo que ven. ¿De dónde provienen estas reacciones?

Lo que suele pasar es que no te miras a ti mismo; Te ves a ti mismo solo con respecto a ese ideal de belleza que tienes en tu cabeza. Aquí es donde entra la insatisfacción. Tiene que ver con la teoría del enfrentamiento social. Nos comparamos con aquellos que consideramos mejores que nosotros; la autoestima se ve afectada negativamente. Todos tenemos un modelo en mente, un término de comparación que hemos construido al ver años de revistas, comerciales y películas con las princesas de Hollywood perfectas. El mantra debe convertirse en uno y solo uno: no es necesario que me compare con ese modelo porque cada uno es un ejemplo único y generoso, lleno de indicaciones sobre quiénes son. Espero haberte enseñado con este libro mío que gracias a la hipnosis puedes abrir los ojos y la mente.

CPSIA information can be obtained
at www.ICGtesting.com
Printed in the USA
BVHW091059230621
610291BV00002B/65